MEDI-LEARN Skriptenreihe

Bettina Bartel, Joachim van Gellecom, Marcel Höxter,
Stefan Hrabal, Denis Rappert, Karsten Schmidt

Biochemie Poster

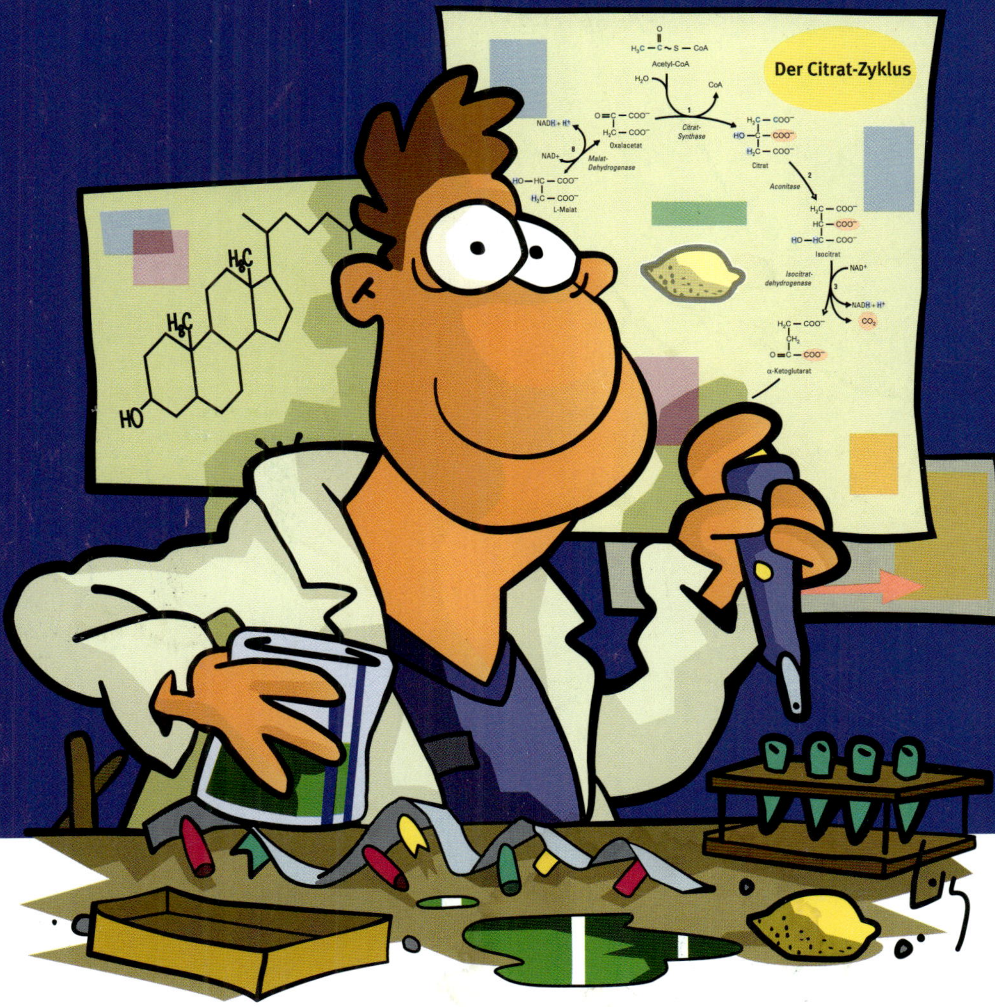

MEDI-LEARN

Deutsche Ärzte Finanz

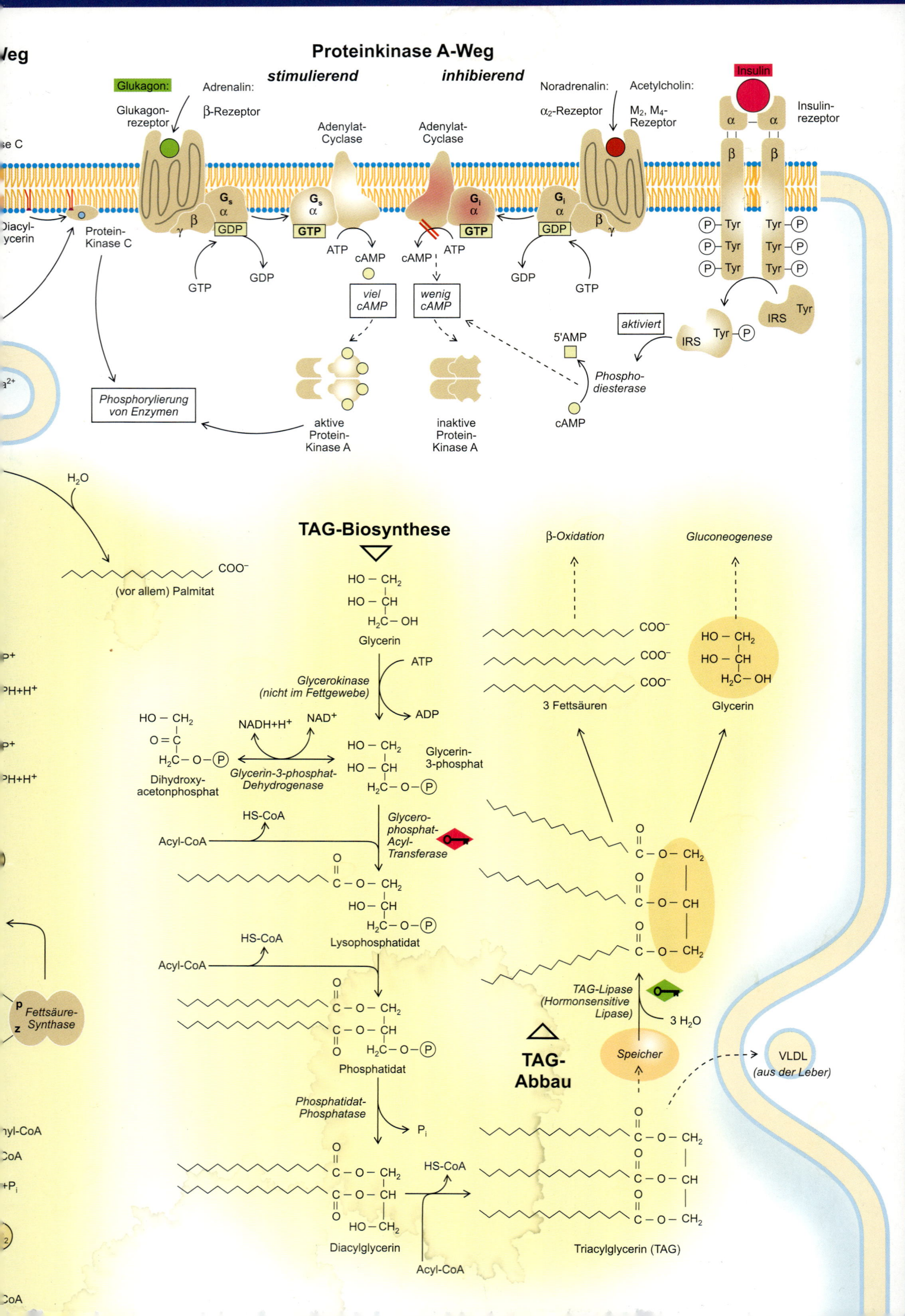

Weg
Proteinkinase A-Weg
stimulierend
inhibierend
Glukagon:
Glukagon-
rezeptor
Adrenalin:
β-Rezeptor
se C
Diacyl-
ycerin
Protein-
Kinase C
Gs
α
β
γ
GDP
GTP
Adenylat-
Cyclase
Adenylat-
Cyclase
Gi
α
GTP
ATP
cAMP
cAMP
ATP
viel
cAMP
wenig
cAMP
GDP
GTP
Noradrenalin:
α2-Rezeptor
Acetylcholin:
M2, M4-
Rezeptor
Insulin
Insulin-
rezeptor
α
α
β
β
P Tyr
Tyr P
IRS
Tyr
IRS
Tyr P
aktiviert
5'AMP
Phospho-
diesterase
cAMP
Phosphorylierung
von Enzymen
aktive
Protein-
Kinase A
inaktive
Protein-
Kinase A
a2+
H2O
COO⁻
(vor allem) Palmitat
TAG-Biosynthese
HO – CH2
HO – CH
H2C – OH
Glycerin
ATP
Glycerokinase
(nicht im Fettgewebe)
ADP
HO – CH2
O = C
H2C – O – P
Dihydroxy-
acetonphosphat
NADH+H⁺
NAD⁺
Glycerin-3-phosphat-
Dehydrogenase
HO – CH2
HO – CH
H2C – O – P
Glycerin-
3-phosphat
P⁺
PH+H⁺
P⁺
PH+H⁺
HS-CoA
Acyl-CoA
Glycero-
phosphat-
Acyl-
Transferase
C – O – CH2
HO – CH
H2C – O – P
Lysophosphatidat
HS-CoA
Acyl-CoA
C – O – CH2
C – O – CH
H2C – O – P
Phosphatidat
Phosphatidat-
Phosphatase
Pi
C – O – CH2
C – O – CH
HO – CH2
Diacylglycerin
HS-CoA
Acyl-CoA
Fettsäure-
Synthase
yl-CoA
CoA
+Pi
CoA
β-Oxidation
Gluconeogenese
COO⁻
COO⁻
COO⁻
3 Fettsäuren
HO – CH2
HO – CH
H2C – OH
Glycerin
C – O – CH2
C – O – CH
C – O – CH2
TAG-Lipase
(Hormonsensitive
Lipase)
3 H2O
TAG-
Abbau
Speicher
VLDL
(aus der Leber)
C – O – CH2
C – O – CH
C – O – CH2
Triacylglycerin (TAG)

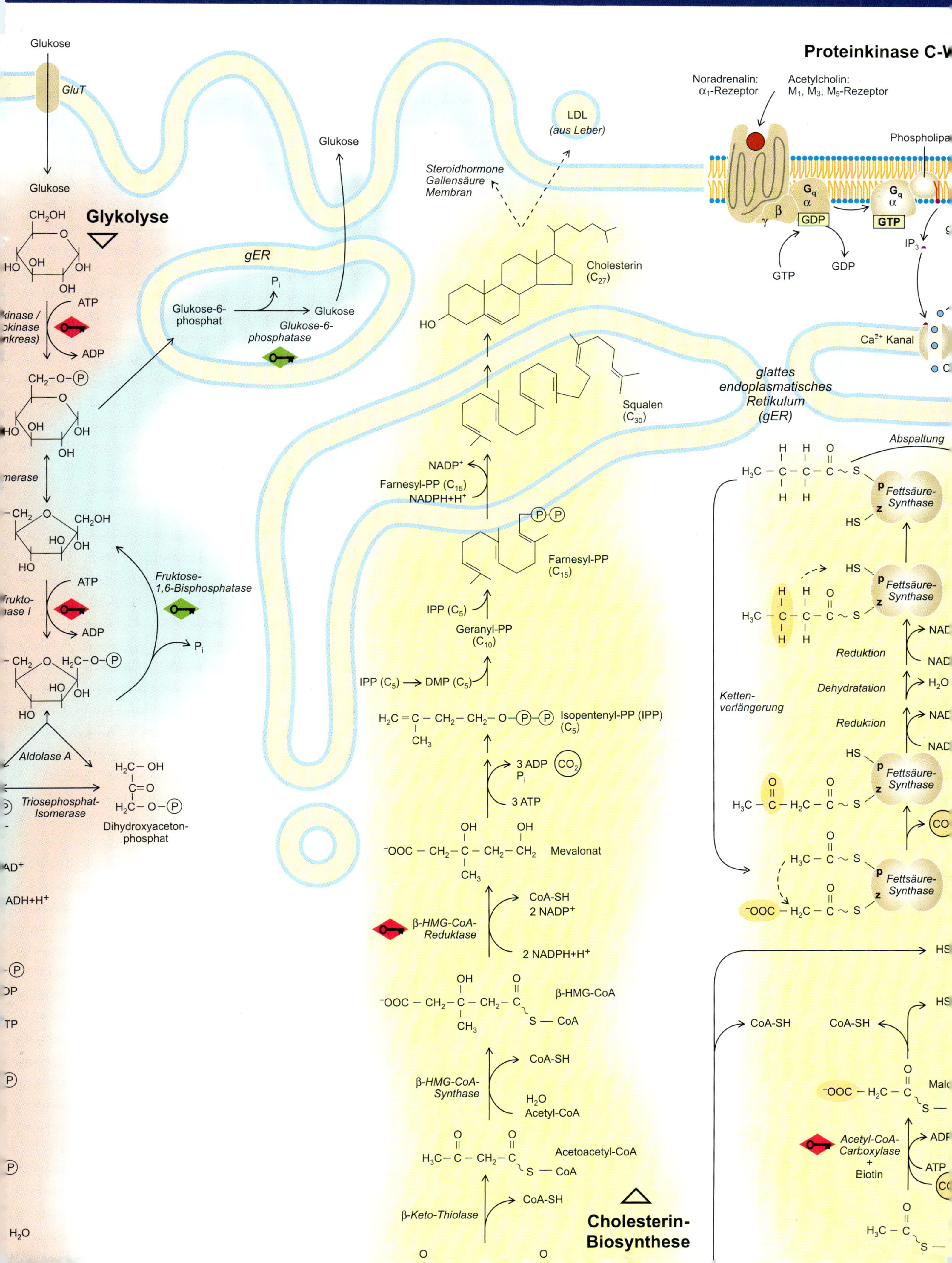

Glukose
GluT
Glukose
Glykolyse
CH2OH
HO
OH
OH
OH
ATP
kinase /
okinase
nkreas)
ADP
CH2-O-P
merase
CH2OH
HO
frukto-
nase I
Fruktose-
1,6-Bisphosphatase
Pi
H2C-O-P
Aldolase A
Triosephosphat-
Isomerase
H2C-OH
C=O
H2C-O-P
Dihydroxyaceton-
phosphat
AD+
ADH+H+
H2O
gER
Glukose-6-
phosphat
Pi
Glukose
Glukose-6-
phosphatase
Glukose
Steroidhormone
Gallensäure
Membran
LDL
(aus Leber)
Cholesterin
(C27)
HO
Squalen
(C30)
NADP+
Farnesyl-PP (C15)
NADPH+H+
Farnesyl-PP
(C15)
IPP (C5)
Geranyl-PP
(C10)
IPP (C5) → DMP (C5)
H2C=C-CH2-CH2-O-P-P
CH3
Isopentenyl-PP (IPP)
(C5)
3 ADP
Pi
CO2
3 ATP
OH
OH
-OOC-CH2-C-CH2-CH2
CH3
Mevalonat
CoA-SH
2 NADP+
β-HMG-CoA-
Reduktase
2 NADPH+H+
OH
O
-OOC-CH2-C-CH2-C
CH3
S-CoA
β-HMG-CoA
CoA-SH
β-HMG-CoA-
Synthase
H2O
Acetyl-CoA
O
O
H3C-C-CH2-C
S-CoA
Acetoacetyl-CoA
CoA-SH
β-Keto-Thiolase
Cholesterin-
Biosynthese
Proteinkinase C-W
Noradrenalin:
α1-Rezeptor
Acetylcholin:
M1, M3, M5-Rezeptor
Phospholipa
Gq
α
β
γ
GDP
GTP
GTP
GDP
IP3
Ca2+ Kanal
glattes
endoplasmatisches
Retikulum
(gER)
Abspaltung
H3C-C-C-C~S
Fettsäure-
Synthase
HS
Reduktion
Dehydratation
H2O
Reduktion
NAD
Ketten-
verlängerung
H3C-C-H2C-C~S
H3C-C~S
-OOC-H2C-C~S
HS
CoA-SH
CoA-SH
-OOC-H2C-C
S
Malo
Acetyl-CoA-
Carboxylase
+
Biotin
ADP
ATP
H3C-C
S

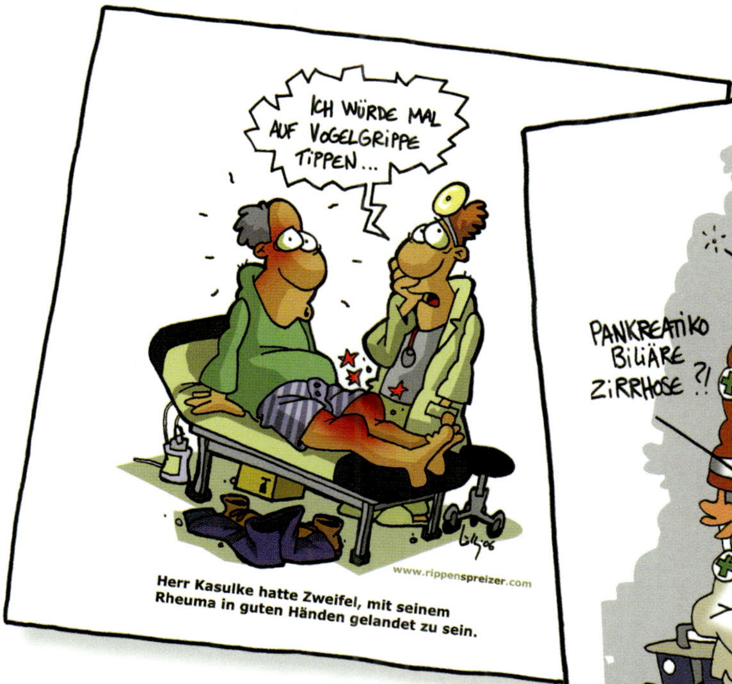

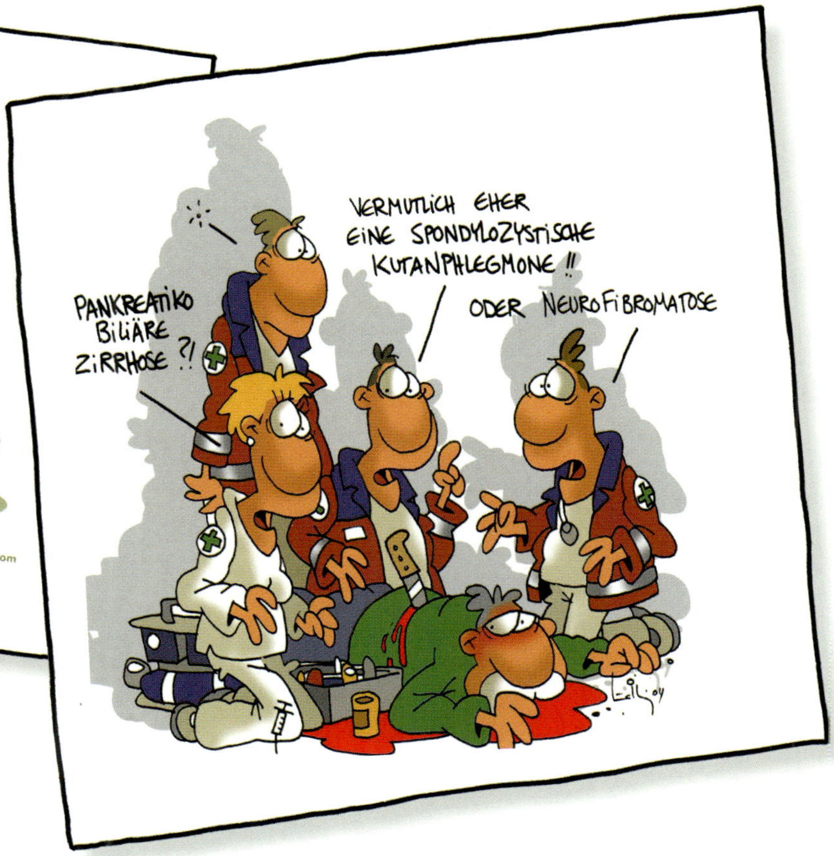

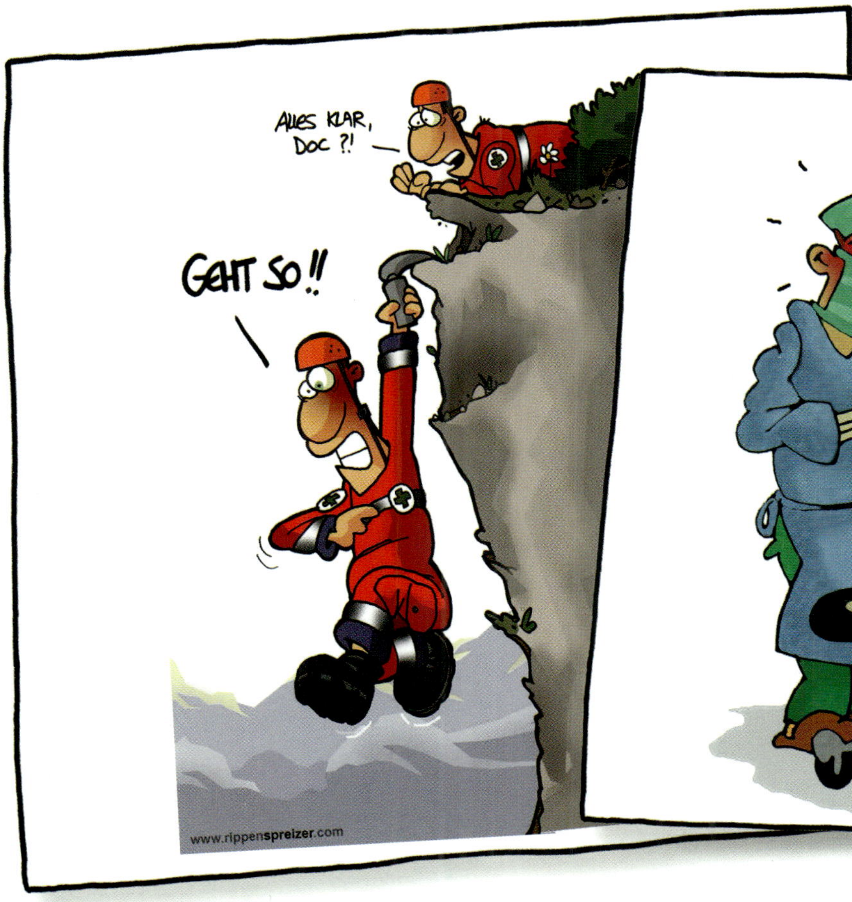

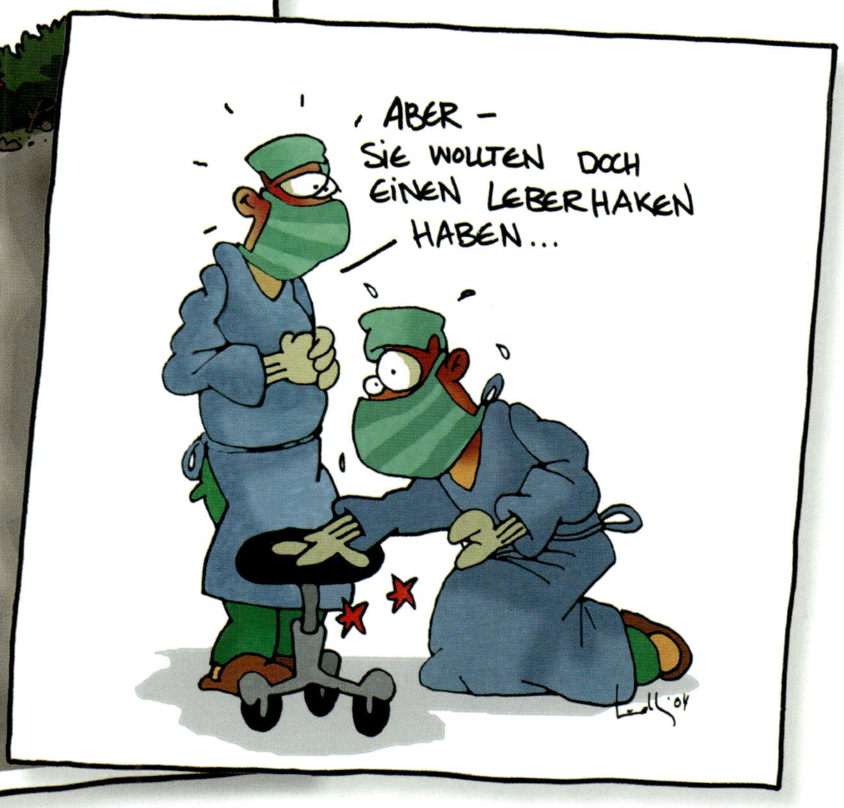

Mehr Cartoons:
www.medi-learn.de/cartoons
www.facebook.de/medilearn

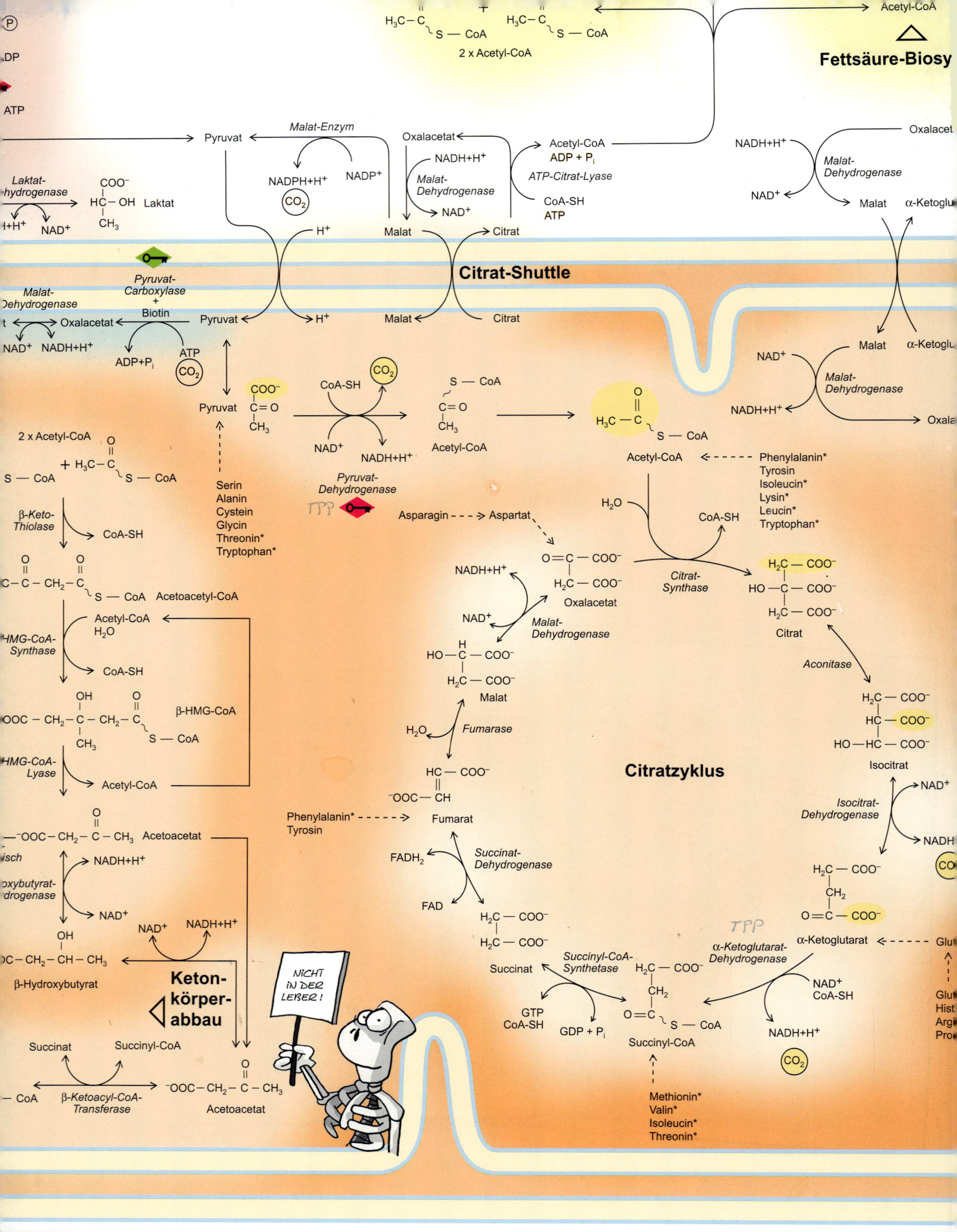

Fettsäure-Biosy
Acetyl-CoA
2 x Acetyl-CoA
ATP
Pyruvat
Malat-Enzym
NADPH+H+
NADP+
CO2
Oxalacetat
NADH+H+
Malat-Dehydrogenase
NAD+
Acetyl-CoA
ADP + Pi
ATP-Citrat-Lyase
CoA-SH
ATP
Malat
Citrat
H+
Laktat-hydrogenase
Laktat
Oxalacet
Malat-Dehydrogenase
Malat
α-Ketoglu
Citrat-Shuttle
Pyruvat-Carboxylase + Biotin
Malat-Dehydrogenase
Oxalacetat
NADH+H+
ADP+Pi
CO2
Pyruvat
CoA-SH
Acetyl-CoA
Pyruvat-Dehydrogenase
TPP
Serin
Alanin
Cystein
Glycin
Threonin*
Tryptophan*
Asparagin
Aspartat
Phenylalanin*
Tyrosin
Isoleucin*
Lysin*
Leucin*
Tryptophan*
H2O
Citrat-Synthase
Citrat
Aconitase
Isocitrat
Isocitrat-Dehydrogenase
NADH
α-Ketoglutarat
α-Ketoglutarat-Dehydrogenase
Glu
Hist
Argi
Pro
CoA-SH
Succinyl-CoA
Methionin*
Valin*
Isoleucin*
Threonin*
Succinyl-CoA-Synthetase
GTP
GDP + Pi
Succinat
Succinat-Dehydrogenase
FADH2
FAD
Fumarat
Fumarase
Phenylalanin*
Tyrosin
Malat
Oxalacetat
Citratzyklus
β-Keto-Thiolase
Acetoacetyl-CoA
HMG-CoA-Synthase
β-HMG-CoA
HMG-CoA-Lyase
Acetoacetat
oxybutyrat-drogenase
β-Hydroxybutyrat
Keton-körper-abbau
Succinat
Succinyl-CoA
β-Ketoacyl-CoA-Transferase
Acetoacetat
NICHT IN DER LEBER!

Feedback

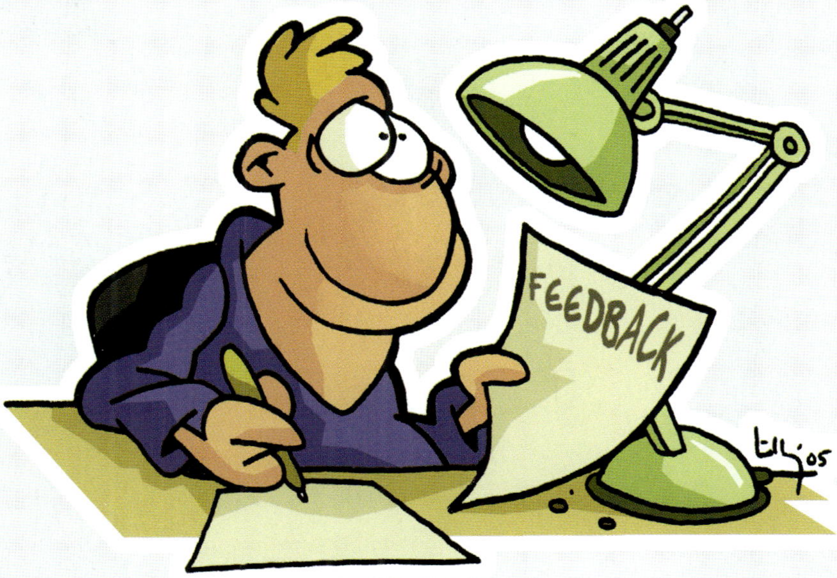

Deine Meinung ist gefragt!

Es ist erstaunlich, was das menschliche Gehirn an Informationen erfassen kann. Slbest wnen kilene Fleher in eenim Txet entlheatn snid, so knnsat du die eigneltchie lofnrmotian deoncnh vershteen – so wie in dsieem Text heir.

Wir heabn die Srkitpe mecrfhah sehr sogrtfältg güpreft, aber vilcheliet hat auch uesnr Girehn – so wie deenis grdaee – unbeswust Fheler übresehne. Um in der Zuuknft noch bsseer zu wrdeen, bttein wir dich dhear um deine Mtiilhfe.

Sag uns, was dir aufgefallen ist, ob wir Stolpersteine übersehen haben oder ggf. Formulierungen verbessern sollten. Darüber hinaus freuen wir uns natürlich auch über positive Rückmeldungen aus der Leserschaft.

Deine Mithilfe ist für uns sehr wertvoll und wir möchten dein Engagement belohnen: Unter allen Rückmeldungen verlosen wir einmal im Semester Fachbücher im Wert von 250 Euro. Die Gewinner werden auf der Webseite von MEDI-LEARN unter www.medi-learn.de bekannt gegeben.

Schick deine Rückmeldung einfach per E-Mail an support@medi-learn.de oder trag sie im Internet in ein spezielles Formular für Rückmeldungen ein, das du unter der folgenden Adresse findest:

www.medi-learn.de/rueckmeldungen

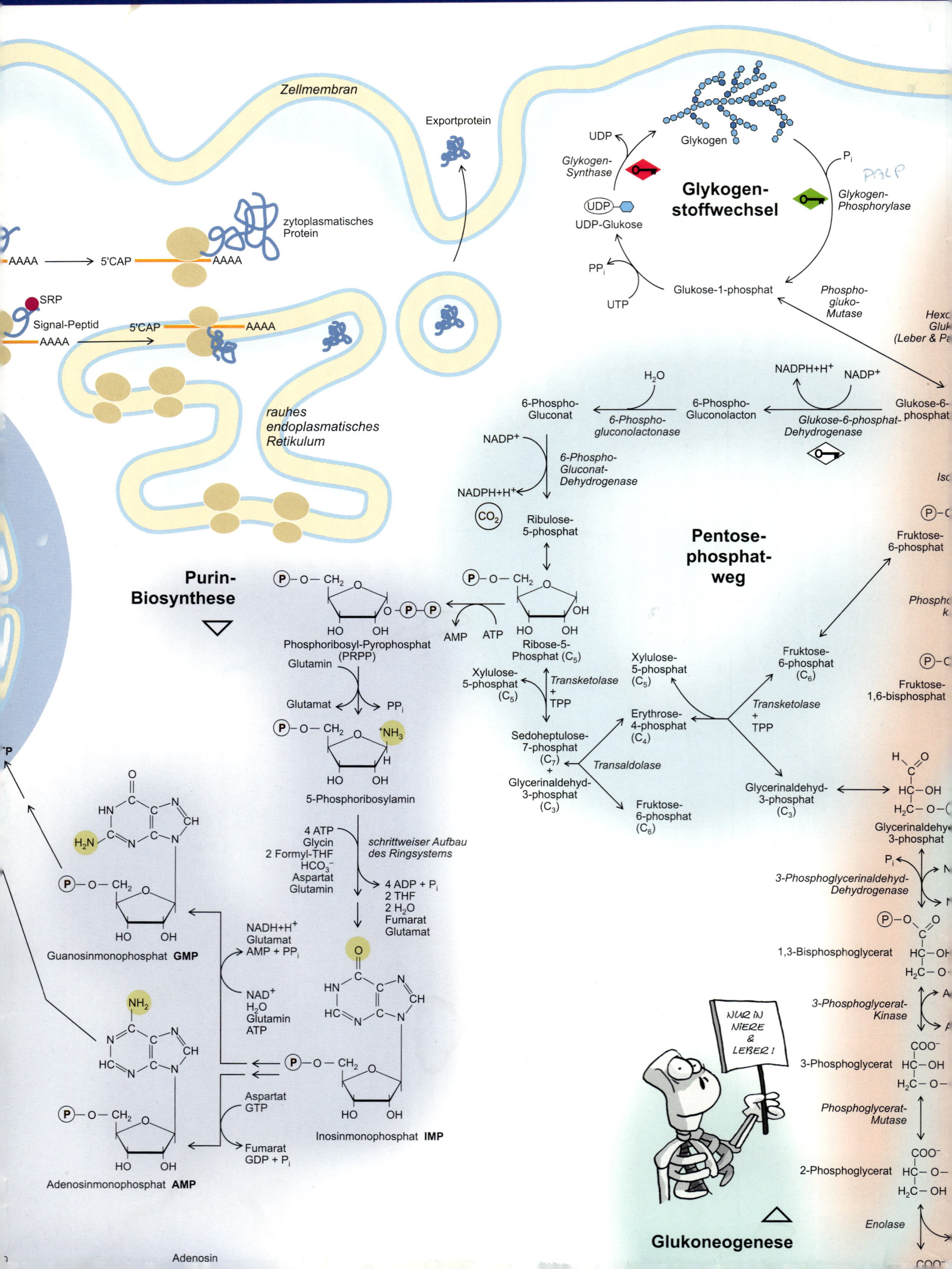

Zellmembran
Exportprotein
zytoplasmatisches Protein
AAAA
5'CAP
AAAA
SRP
Signal-Peptid
5'CAP
AAAA
AAAA
rauhes endoplasmatisches Retikulum
Glykogen
UDP
Glykogen-Synthase
Glykogen-stoffwechsel
P_i
PALP
Glykogen-Phosphorylase
UDP
UDP-Glukose
PP_i
UTP
Glukose-1-phosphat
Phospho-gluko-Mutase
H_2O
$NADPH+H^+$
$NADP^+$
6-Phospho-Gluconat
6-Phospho-gluconolactonase
6-Phospho-Gluconolacton
Glukose-6-phosphat-Dehydrogenase
Glukose-6-phosphat
$NADP^+$
6-Phospho-Gluconat-Dehydrogenase
$NADPH+H^+$
CO_2
Ribulose-5-phosphat
Pentose-phosphat-weg
Fruktose-6-phosphat
Purin-Biosynthese
P – O – CH_2
O – P – P
HO OH
Phosphoribosyl-Pyrophosphat (PRPP)
AMP ATP
P – O – CH_2
OH
HO OH
Ribose-5-Phosphat (C_5)
Glutamin
Glutamat
PP_i
Xylulose-5-phosphat (C_5)
Transketolase + TPP
Xylulose-5-phosphat (C_5)
Fruktose-6-phosphat (C_6)
Fruktose-1,6-bisphosphat
P – O – CH_2
$^+NH_3$
H
HO OH
5-Phosphoribosylamin
Erythrose-4-phosphat (C_4)
Transketolase + TPP
Sedoheptulose-7-phosphat (C_7) + Glycerinaldehyd-3-phosphat (C_3)
Transaldolase
Fruktose-6-phosphat (C_6)
Glycerinaldehyd-3-phosphat (C_3)
Glycerinaldehyd-3-phosphat
4 ATP
Glycin
2 Formyl-THF
HCO_3^-
Aspartat
Glutamin
schrittweiser Aufbau des Ringsystems
4 ADP + P_i
2 THF
2 H_2O
Fumarat
Glutamat
H_2N
HN
P – O – CH_2
HO OH
Guanosinmonophosphat **GMP**
$NADH+H^+$
Glutamat
AMP + PP_i
NAD^+
H_2O
Glutamin
ATP
NH_2
P – O – CH_2
HO OH
Adenosinmonophosphat **AMP**
Aspartat
GTP
Fumarat
GDP + P_i
P – O – CH_2
HO OH
Inosinmonophosphat **IMP**
P_i
3-Phosphoglycerinaldehyd-Dehydrogenase
1,3-Bisphosphoglycerat
3-Phosphoglycerat-Kinase
3-Phosphoglycerat
Phosphoglycerat-Mutase
2-Phosphoglycerat
Enolase
NUR IN NIERE & LEBER!
Glukoneogenese
Adenosin

Passend zum Poster
gibt es folgende Skripte von MEDI-LEARN

Biochemie 1 - 7 im Paket

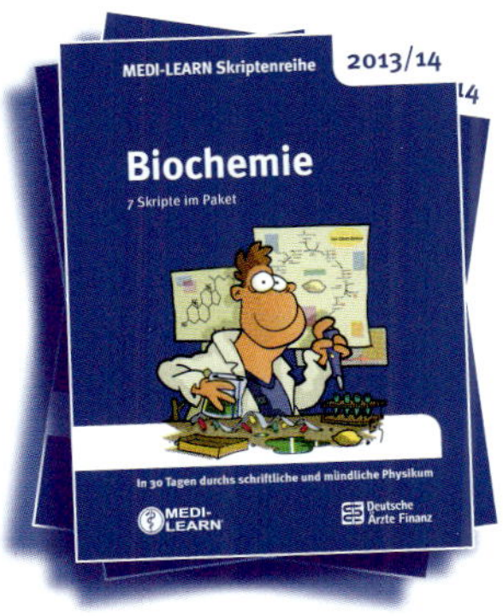

Skriptenreihenpaket Biochemie
Das Paket enthält folgende Bände:

Titel: **Biochemie 1**
Energiestoffwechsel
Autor: Isabel Eggemann
ISBN: 978-3-938802-83-0

Titel: **Biochemie 2**
Aminosäuren, Proteine und Enzyme
Autor: Harald Curth
ISBN: 978-3-938802-83-0

Titel: **Biochemie 3**
Kohlenhydrate
Autor: Harald Curth
ISBN: 978-3-938802-83-0

Titel: **Biochemie 4**
Molekulargenetik, Binde- und Stützgewebe
Autor: Sebastian Fehlberg
ISBN: 978-3-938802-83-0

Titel: **Biochemie 5**
Hormone, Vitamine und Coenzyme
Autor: Matti Adam
ISBN: 978-3-938802-83-0

Titel: **Biochemie 6**
Blut und Immunsystem
Autor: Christian Keil
ISBN: 978-3-938802-83-0

Titel: **Biochemie 7**
Verdauung, Fettsäuren und Lipide, Leber
Autor: Nuh Rahbari
ISBN: 978-3-938802-83-0

Paketpreis: 39,99€
Paket-ISBN: 978-3-938802-83-0

Chemie 1 - 2 im Paket

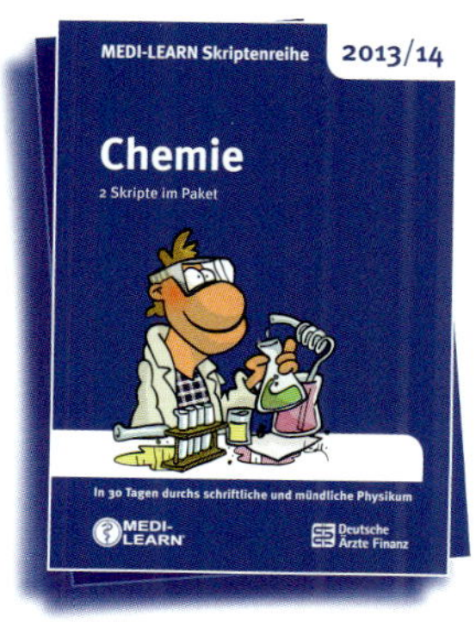

Skriptenreihenpaket Chemie
Das Paket enthält folgende Bände:

Titel: **Chemie 1**
Grundlagen, Stoffumwandlung, Thermodynamik und Kinetik
Autor: Waltraud Haberberger
ISBN: 978-3-938802-85-4

Titel: **Chemie 2**
Organische Chemie
Autor: Luise Fink
ISBN: 978-3-938802-85-4

Paketpreis: 17,99€
Paket-ISBN: 978-3-938802-85-4

MEDI-LEARN

HRE	Hormon Responsive Element
GluT	Glucose Transporter
IRS	Insulin Rezeptor Substrat
Amino-säure*	essentielle Aminosäure
PALP	Pyridoxalphosphat
TPP	Thiaminpyrophosphat
→→	Zwischenschritte vereinfacht

Fettsäure-Synthase:

p – periphere SH-Gruppe
z – zenrale SH-Gruppe

Schlüsselenzym

~ durch Insulin stimuliert/induziert

~ durch Glukagon stimuliert/induziert

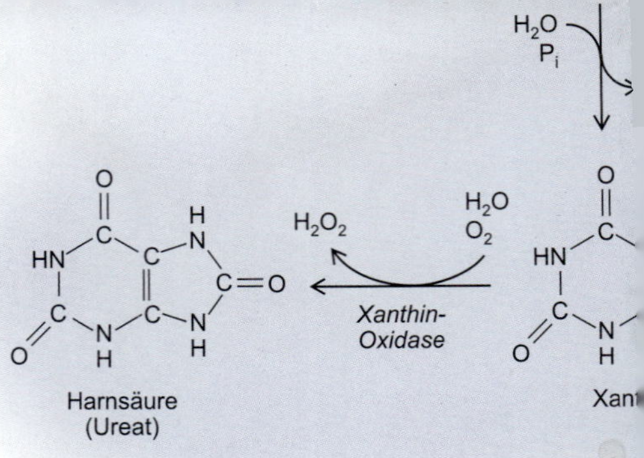

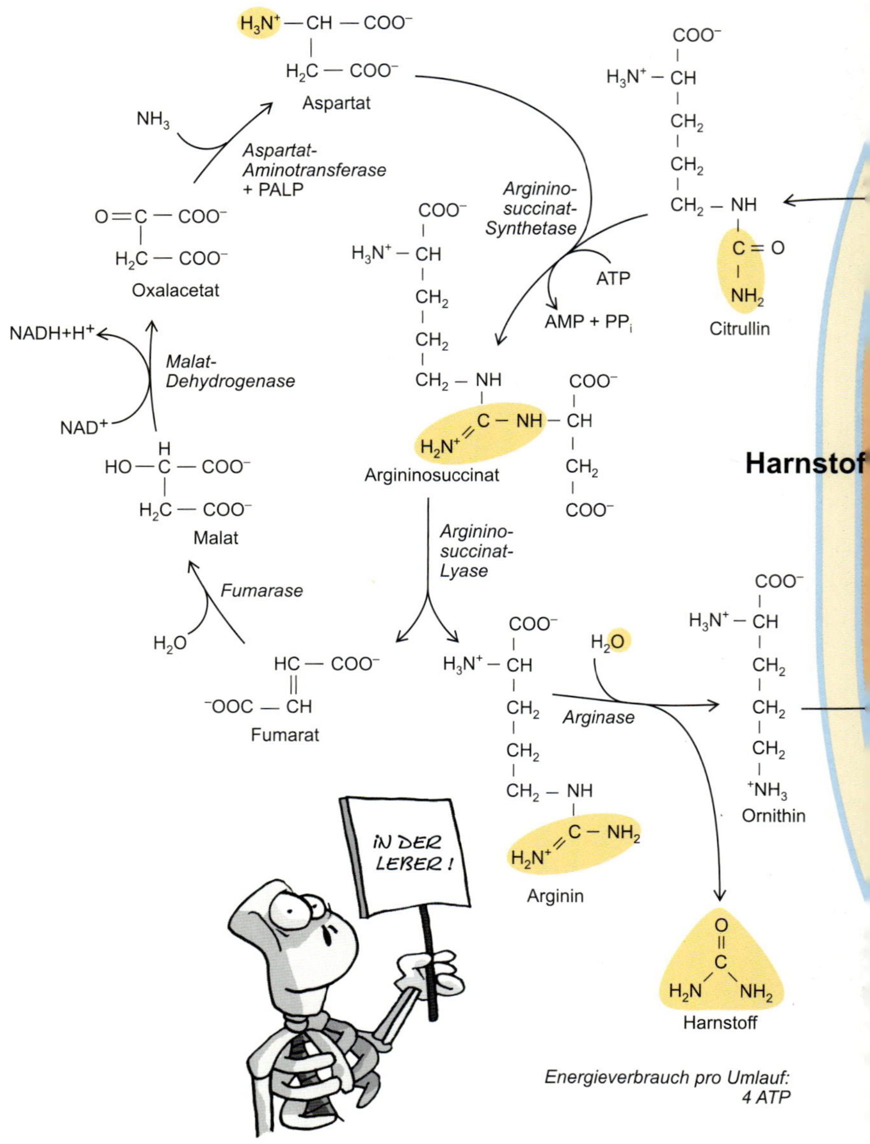

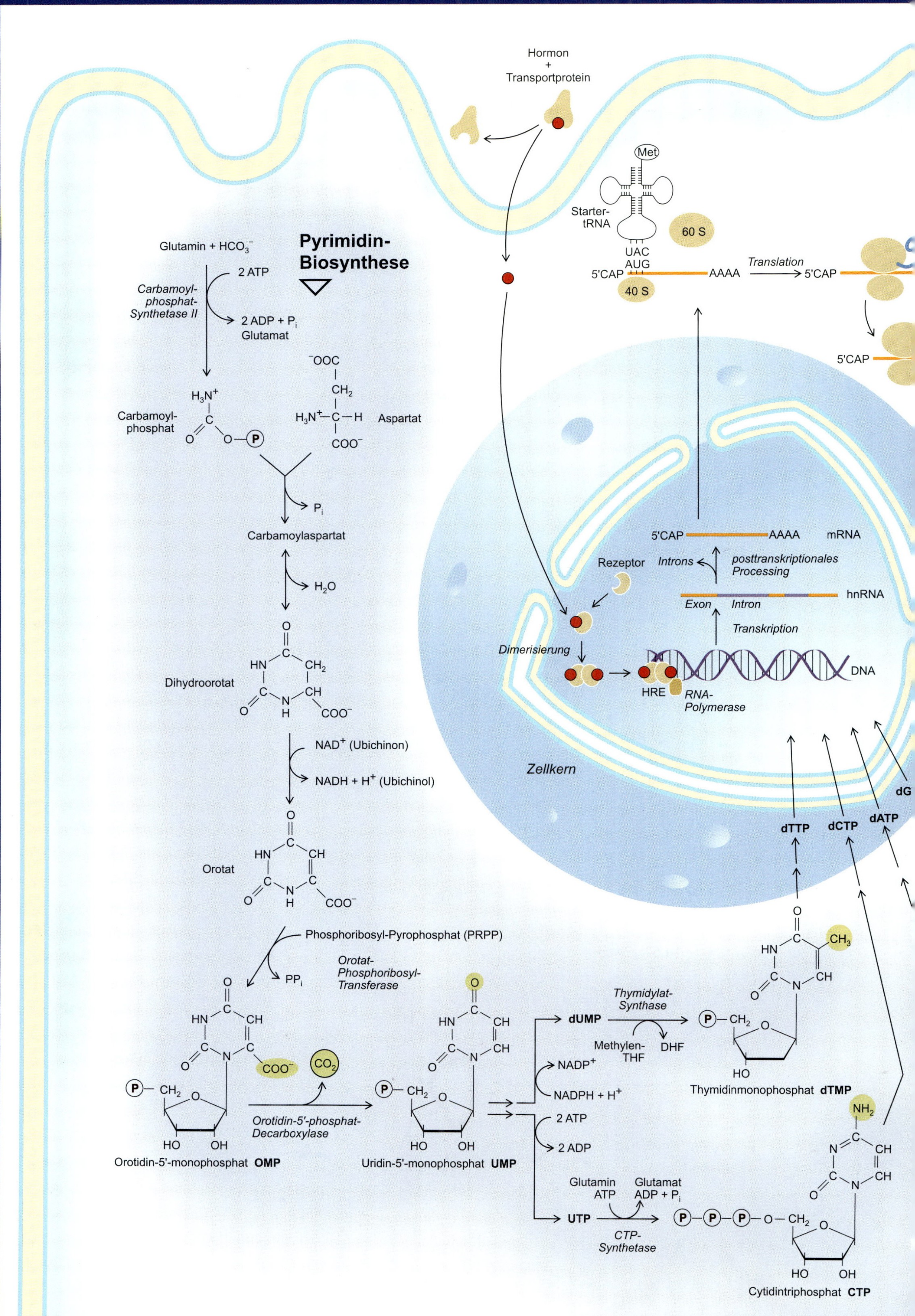

SRP Signal Recognition Particle

Guanos

Autoren:
Bettina Bartel, Joachim van Gellecom, Marcel Höxter, Stefan Hrabal,
Denis Rappert, Karsten Schmidt

Herausgeber:
MEDI-LEARN Verlag GbR
Elisabethstraße 9, 35037 Marburg/Lahn

Herstellung:
MEDI-LEARN Kiel
Dorfstraße 57, 24107 Ottendorf
Tel. 0431 78025-0, Fax 0431 78025-262
E-Mail redaktion@medi-learn.de
www.medi-learn.de

Verlagsredaktion:
Dr. Marlies Weier, Désirée Weber, Denise Drdacky,
Jens Plasger, Ines Behlert, Kare Ahlschwede,
Christian Weier, Janina Sörensen, Kirsten Reinfeld

Layout und Satz:
Fritz Ramcke, Kristina Junghans,
Christian Gottschalk, Kira Süther, Julia Petersen,
Arne von Bassi

Grafiker:
Dr. Günter Körtner, Irina Kart, Alexander Dospil,
Christine Marx

Illustration:
Daniel Lüdeling

3. Auflage 2009

Wichtiger Hinweis für alle Leser
Die Medizin ist als Naturwissenschaft ständigen Veränderungen und Neuerungen unterworfen. Sowohl die Forschung als auch klinische Erfahrungen führen dazu, dass der Wissensstand ständig erweitert wird. Dies gilt insbesondere für medikamentöse Therapie und andere Behandlungen. Alle Dosierungen oder Applikationen in diesem Buch unterliegen diesen Veränderungen.
Obwohl das MEDI-LEARN Team größte Sorgfalt in Bezug auf die Angabe von Dosierungen oder Applikationen hat walten lassen, kann es hierfür keine Gewähr übernehmen. Jeder Leser ist angehalten, durch genaue Lektüre der Beipackzettel oder Rücksprache mit einem Spezialisten zu überprüfen, ob die Dosierung oder die Applikationsdauer oder -menge zutrifft. Jede Dosierung oder Applikation erfolgt auf eigene Gefahr des Benutzers. Sollten Fehler auffallen, bitten wir dringend darum, uns darüber in Kenntnis zu setzen.

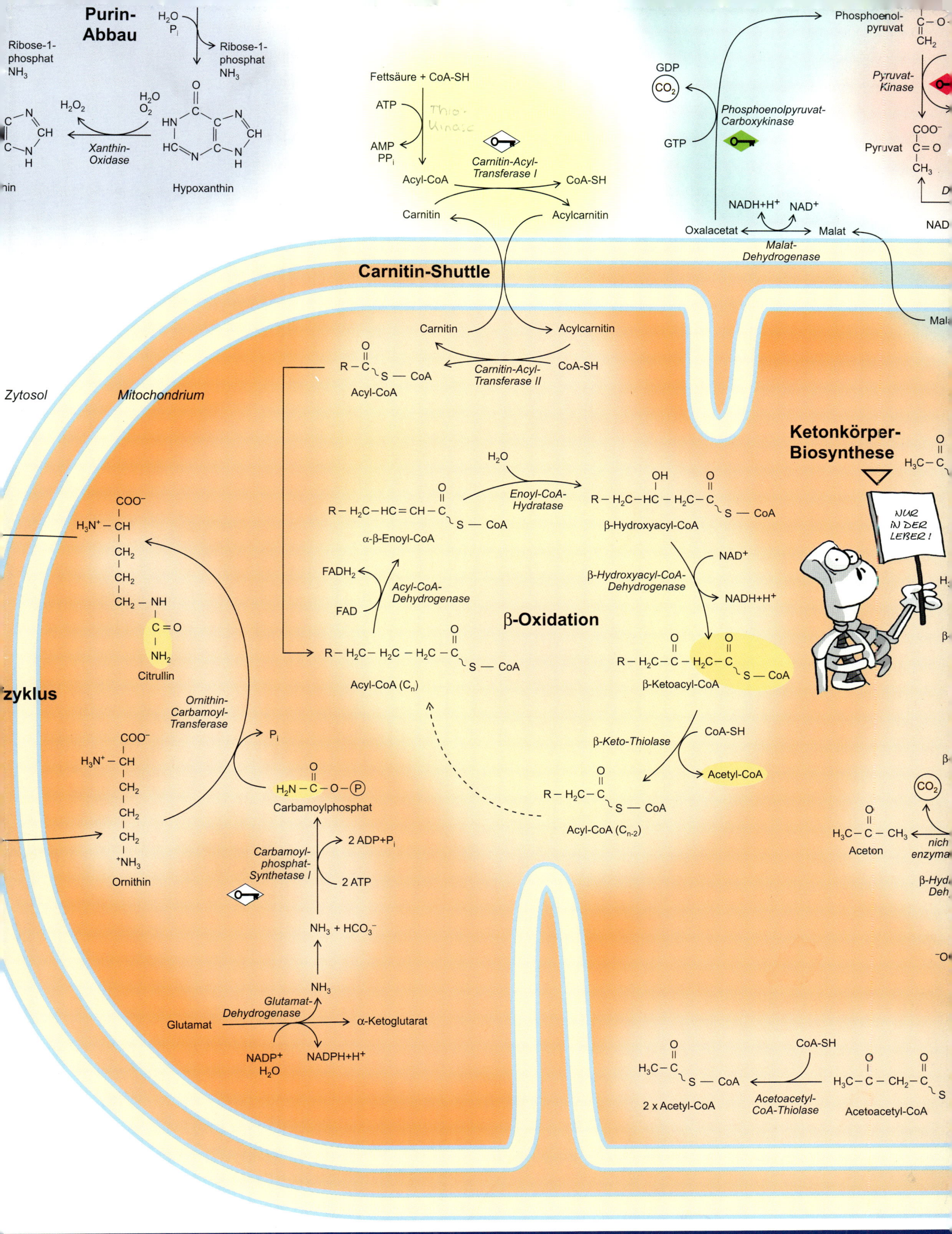

Purin-Abbau
H_2O
P_i
Ribose-1-phosphat
NH_3
Ribose-1-phosphat
NH_3
H_2O_2
H_2O
O_2
Xanthin-Oxidase
Hypoxanthin
Fettsäure + CoA-SH
ATP
AMP
PP_i
Thio-Kinase
Acyl-CoA
Carnitin-Acyl-Transferase I
CoA-SH
Carnitin
Acylcarnitin
Carnitin-Shuttle
Carnitin
Acylcarnitin
Acyl-CoA
Carnitin-Acyl-Transferase II
CoA-SH
GDP
CO_2
GTP
Phosphoenolpyruvat-Carboxykinase
Phosphoenol-pyruvat
Pyruvat-Kinase
Pyruvat
NADH+H^+
NAD^+
Oxalacetat
Malat
Malat-Dehydrogenase
NAD
Zytosol
Mitochondrium
Ketonkörper-Biosynthese
NUR IN DER LEBER!
H_2O
α-β-Enoyl-CoA
Enoyl-CoA-Hydratase
β-Hydroxyacyl-CoA
β-Hydroxyacyl-CoA-Dehydrogenase
NAD^+
NADH+H^+
$FADH_2$
FAD
Acyl-CoA-Dehydrogenase
β-Oxidation
Acyl-CoA (C_n)
β-Ketoacyl-CoA
β-Keto-Thiolase
CoA-SH
Acetyl-CoA
Acyl-CoA (C_{n-2})
zyklus
Citrullin
Ornithin-Carbamoyl-Transferase
P_i
Carbamoylphosphat
Ornithin
Carbamoyl-phosphat-Synthetase I
2 ADP+P_i
2 ATP
NH_3 + HCO_3^-
NH_3
Glutamat
Glutamat-Dehydrogenase
α-Ketoglutarat
$NADP^+$
H_2O
NADPH+H^+
CO_2
Aceton
nich enzyma
β-Hyd Deh
CoA-SH
2 x Acetyl-CoA
Acetoacetyl-CoA-Thiolase
Acetoacetyl-CoA

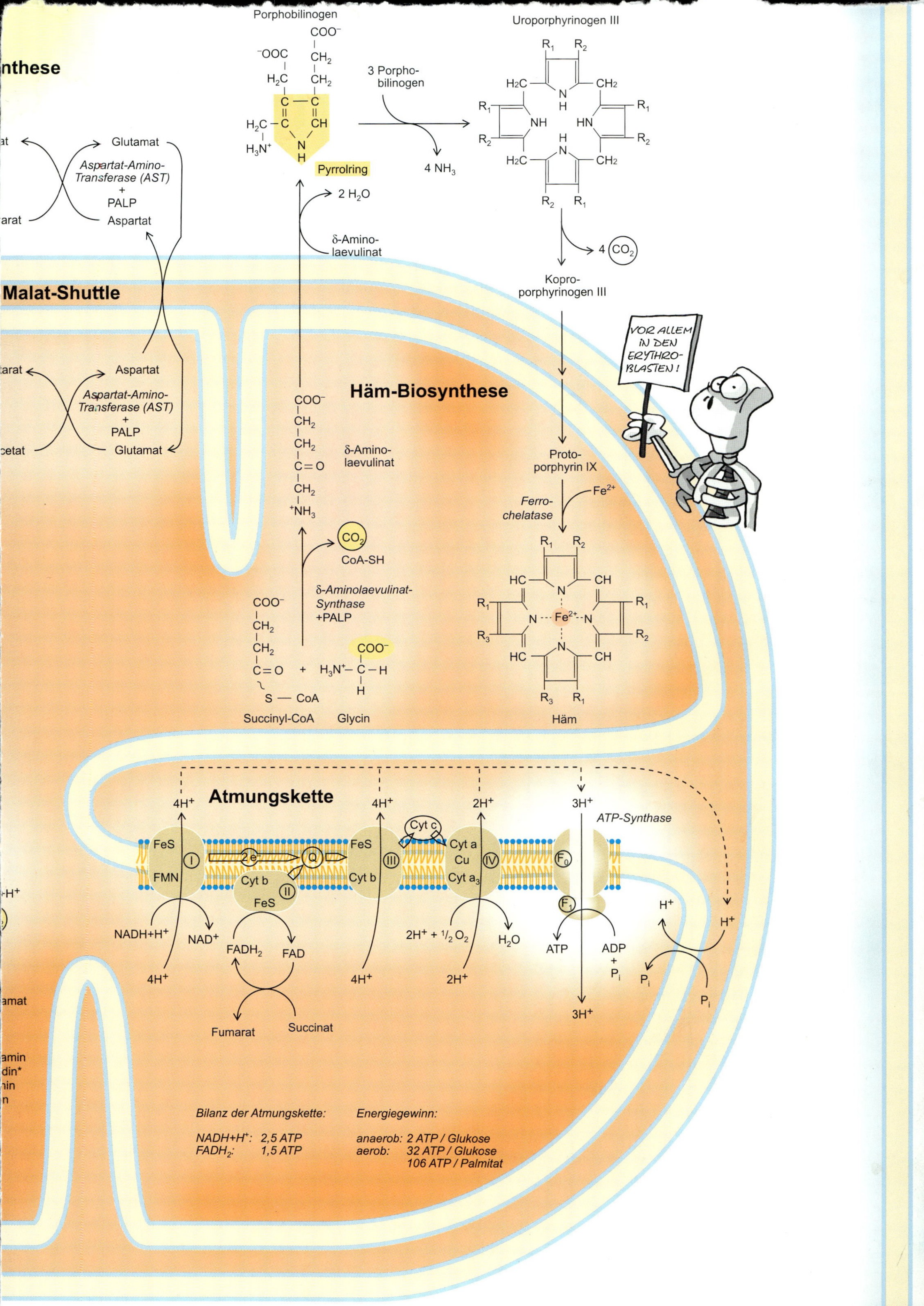

www.medi-learn.de

Mit System zum Erfolg im Medizinstudium

Das vorliegende Stoffwechsel-Poster wurde von den MEDI-LEARN Examensexperten erstellt und bietet die wichtigen Abläufe in anschaulicher und übersichtlicher Darstellung auf einen Blick. Die enthaltenen Strukturformeln wurden auf den examens- und prüfungsrelevanten Umfang reduziert. Gleichzeitig wurde jedoch der Gesamtzusammenhang der Stoffwechselvorgänge nicht aus dem Auge verloren und auf zellulärer Ebene dargestellt.

Das DIN A1 Poster, das eine überdimensionale Zelle darstellt, ist der ideale Begleiter durch die gesamte Vorklinik. Darüber hinaus hilft das Stoffwechselposter auch in der klinischen Ausbildung (z.B. in der Pharmakologie), den Überblick nicht zu verlieren. Das Poster ist die effiziente Lernhilfe für u.a. folgende Stoffwechsel-Wege:

- Glykogenstoffwechsel
- Glykolyse
- Glukoneogenese
- Pentosephosphatweg
- Harnstoffzyklus
- ß-Oxidation der Fettsäuren
- Ketonkörperbiosynthese
- Citratzyklus
- Häm-Biosynthese
- Biosynthese von Fettsäuren
- Cholesterin-Biosynthese
- Malat-Shuttle u.v.m.

Lust auf mehr?

Weitere Informationen zur MEDI-LEARN Skriptenreihe findet ihr unter www.medi-learn.de/skripte

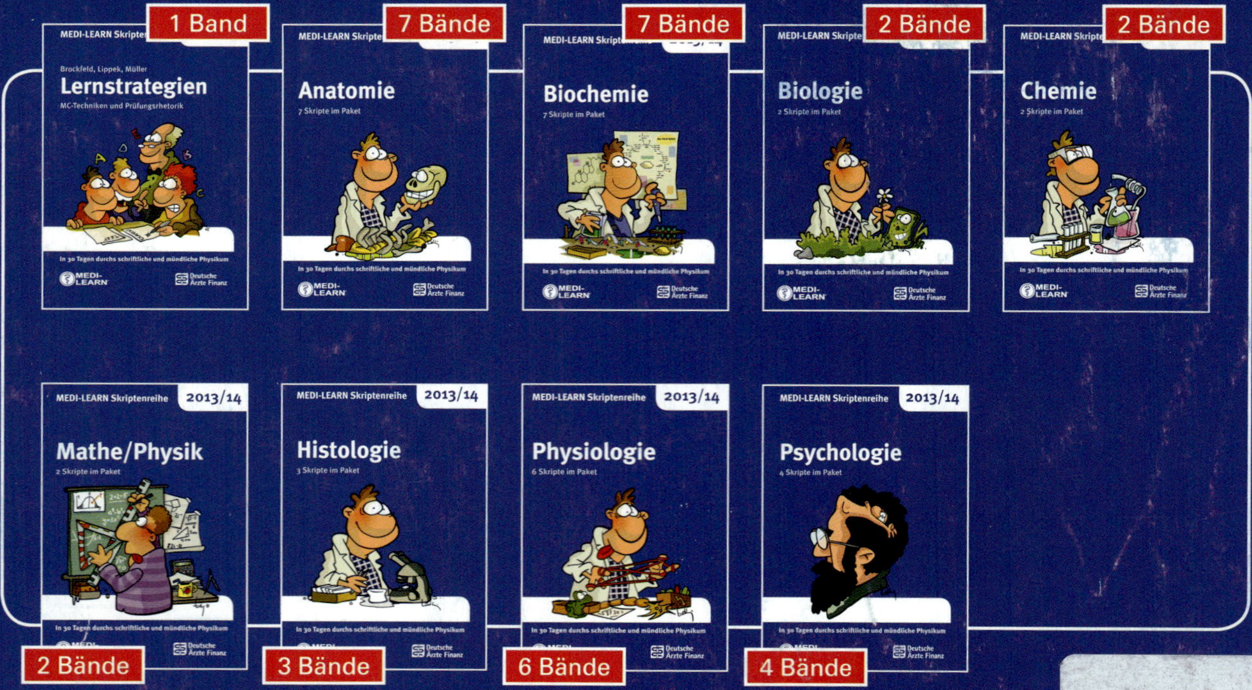

ISBN 978-3-938802-62-5

MEDI-LEARN

Die Skriptenreihe wird u[...] durch:
Deutsche Ärzte Finanz,
www.aerzte-finanz.de